BEI GRIN MACHT SICH IHR WISSEN BEZAHLT

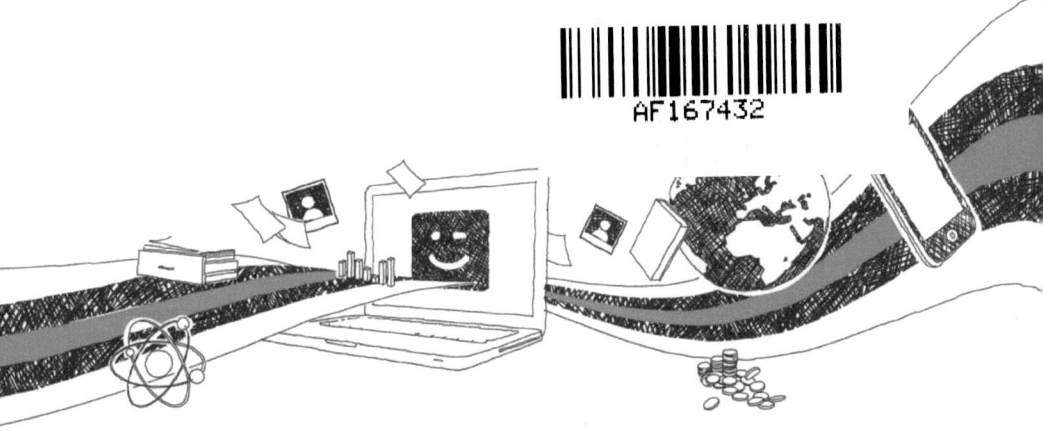

AF167432

- Wir veröffentlichen Ihre Hausarbeit, Bachelor- und Masterarbeit

- Ihr eigenes eBook und Buch - weltweit in allen wichtigen Shops

- Verdienen Sie an jedem Verkauf

Jetzt bei www.GRIN.com hochladen und kostenlos publizieren

GRIN

Datenschutz in der Onlineberatung. Eine kritische Bestandsaufnahme zum Status Quo

Simone Mebdouhi

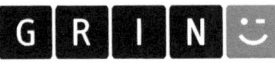

Bibliografische Information der Deutschen Nationalbibliothek:

Die Deutsche Nationalbibliothek verzeichnet diese Publikation in der Deutschen Nationalbibliografie; detaillierte bibliografische Daten sind im Internet über http://dnb.d-nb.de abrufbar.

ISBN: 9783346863546
Dieses Buch ist auch als E-Book erhältlich.

Druck und Bindung: Books on Demand GmbH, Norderstedt Germany
Gedruckt auf säurefreiem Papier aus verantwortungsvollen Quellen

Das vorliegende Werk wurde sorgfältig erarbeitet. Dennoch übernehmen Autoren und Verlag für die Richtigkeit von Angaben, Hinweisen, Links und Ratschlägen sowie eventuelle Druckfehler keine Haftung.

Das Buch bei GRIN: https://www.grin.com/document/1352343

FOM Hochschule für Oekonomie & Management

Studienzentrum Dortmund

Scientific Essay
im Modul
Informationstechnologien & E-Health

über das Thema

**Safety First: Datenschutz in der Onlineberatung -
Eine kritische Bestandsaufnahme zum Status Quo**

von

Simone Mebdouhi

Abgabedatum   2021-08-31

Inhaltsverzeichnis

Der Anhang wurde entfernt.

Abbildungsverzeichnis

Abkürzungsverzeichnis

BMWi	Bundesministerium für Wirtschaft und Energie
BPtK	Bundes Psychotherapeuten Kammer
CvK	Computer vermittelte Kommunikation
DGOP	Deutschsprachige Gesellschaft für psychosoziale Online-Beratung
DGSF	Deutsche Gesellschaft für Systemische Therapie, Beratung und Familientherapie
DSGVO	Datenschutzgrundverordnung
E-Health	Electronic Health
F2f	Face-to-face
IT	Informationstechnologie
IW	Institut der deutschen Wirtschaft
LDI	Landesbeauftragte für Datenschutz und Informationsfreiheit
PTK-NRW	Psychotherapeutenkammer Nordrhein-Westfalen
VR-Brille	Virtual-Reality-Brille

1 Einleitung

Die Digitalisierung gewinnt in immer mehr Bereichen zunehmend an Bedeutung. Auch im Gesundheitssektor bieten digitale Anwendungen eine Vielzahl an Anwendungsmöglichkeiten. Insbesondere durch die aktuelle Situation hinsichtlich der weltweiten Corona Pandemie bereichert die Digitalisierung das Gesundheitssystem.[1] Die Nachfrage nach Onlinelösungen im psychosozialen Berufsfeld steigt exponentiell.[2] Das Internet ist mittlerweile ein wesentlicher Bestandteil unserer Informations- und Kommunikationstechnik (IKT) im Gesundheitssektor. Laut statistischem Bundesamt suchten 66% der Deutschen nach krankheitsspezifischen Informationen im Internet im Jahre 2019.[3] Neben der Recherche von gesundheitsrelevanten Informationen ist ebenso das Angebot von professioneller Unterstützung bei psychosozialen Problemen gefragt.[4] Zahlreiche Studien haben belegen können, dass die Wirksamkeit der Onlinetherapie vergleichbar mit den Effekten der konventionellen Therapie zu sein scheint.[5] Onlinebasierte Interventionen haben sich sowohl in der Präventivversorgung als auch in der Nachsorge als geeignet bewiesen.[6] In der computervermittelten Kommunikation (CvK) sind Anbieter gesetzlich verpflichtet, sensible Daten vor Dritten zu schützen, beispielsweise bei der Kommunikation über E-Mail, in Chatrooms oder Internetforen.[7] Vor allem die mit der Technik verbundenen Gefahren wie Datenschutz, Datensicherheit und gesetzliche Regelungen stellen Anbieter vor eine große Herausforderung.[8] Risikoquellen der Informationstechnologie (IT) können vom Installations- und Einbaufehler bis hin zum Anwendungsfehler reichen.

---

[1] Vgl. *https://www.dgsf.org/aktuell/news/corona-pandemie-zwischenruf-der-dgsf-fachgruppe-pflege*, Zugriff am 22.08.2021.
[2]   Vgl.   *https://www.vertraulichkeit-datenschutz-beratung.de/corona-spezial-onlinekommunikation.htm#Nachfrage_nach_Onlinelösungen_in_der_Krise*, Zugriff am 22.08.2021.
[3] Vgl. *https://www.destatis.de/DE/Presse/Pressemitteilungen/2019/01/PD19_028_639.html*, Zugriff am 22.08.2021.
[4] Vgl. *https://www.researchgate.net/profile/Christiane-Eichenberg-2/publication/226212144_Klinisch-psychologische_Intervention_im_Internet/links/0046353bdb1d16dc00000000/Klinisch-psychologische-Intervention-im-Internet.pdf*, Zugriff am 20.08.2021.
[5] Vgl. *https://link.springer.com/content/pdf/10.1007/s00115-017-0380-5.pdf*, Zugriff am 27.08.2021.
[6] Vgl. *Knaevelsrud, Ch., Wagner, B., Böttche, M.*, Online-Therapie und -Beratung, 2016, S.19.
[7] Vgl. *Bauer, S, Kordy, H.*, E-mental-Health-Neue Medien in der psychosozialen Versorgung, 2008, S.4.
[8] Vgl. *Bauer, S., Kordy, H.*, E-mental-Health-Neue Medien in der psychosozialen Versorgung, 2008, S.26.

1.1 Problemstellung und Motivation

Das Institut der deutschen Wirtschaft (IW) gab während der Pandemie einen milliardenschweren Schaden durch Cyberkriminalität an aufgrund ungeschützter Informationstechnologie im Homeoffice.[9] Als Folge der mit Mängeln versehenen Sicherheitssysteme traten gestohlene Daten und lahmgelegte Netzwerke ein. Aus dem Grund sind digitale Qualifikationen von Mitarbeitern entscheidend für den wirtschaftlichen Erfolg. Allein bei Phishing-Mails spricht die Agentur der Europäischen Union für Cybersicherheit (ENISA) von einem Anstieg der Attacken um mehr als 600 Prozent.[10] Das Bundesministerium für Wirtschaft und Energie (BMWi) unterstützt mit finanziellen Zuschüssen den noch großen Digitalisierungsbedarf von kleinen und mittelständischen Unternehmen mit dem Projekt „Digital Jetzt".[11]

Die Autorin arbeitet als examinierte Gesundheits- und Krankenpflegerin im stationären psychotherapeutischen Bereich und begleitet Menschen, die sich in einer Krise befinden oder mit Lebensthemen zu kämpfen haben. Aufgrund weiterer ambulanter Tätigkeit in der psychosozialen Versorgung von Ratsuchenden, entwickelte sich ein persönliches Interesse an dem sicheren und verantwortungsvollen Umgang mit dem Medium Internet, um qualifizierte onlinebasierte Interventionen im beruflichen Setting etablieren zu können.

Im Rahmen der vorliegenden Ausarbeitung handelt es sich um eine kritische Betrachtung des Datenschutzes im Rahmen der Onlineberatung.

1.2 Aufbau der Arbeit und methodisches Vorgehen

Nach einer einleitenden Begriffsbestimmung gibt die vorliegende Ausarbeitung einen Einblick in die Onlineberatung und die damit verbundenen technischen Rahmenbedingungen. Der aktuelle Forschungsstand wird vor dem Hintergrund der Literaturrecherche dargelegt. Dabei wird der Fokus auf die Sicherheit der Daten, auf Datenschutz und die

---

[9] Vgl. *https://www.iww.de/ce/homeoffice/iw-studie-sicherheitsrisiko-homeoffice-52-mrd-euro-schaden-in-deutschen-unternehmen-f140053*, Zugriff am 27.08.2021.
[10] Vgl. *https://www.arzt-wirtschaft.de/digital-health/angriff-auf-praxis-it-durch-hacker/*, Zugriff am 28.08.2021.
[11] Vgl. *https://www.bmwi.de/Redaktion/DE/Dossier/digital-jetzt.html*, Zugriff am 28.08.2021.

gesetzliche Regelung in der Onlineberatung gelegt. Um den Rahmen dieser Arbeit einhalten zu können, ist die Ausarbeitung nicht als abschließend zu betrachten und bedarf weiterer Spezifikationen. Zugunsten einer möglichst einfachen Leseart wurde auf die Aufzählung beider Geschlechter verzichtet.

Dieser Hausarbeit liegt eine orientierende Literaturrecherche zum Thema Datenschutz und Datensicherheit im Kontext der Onlineberatung zugrunde. Die Literaturrecherche wurde in wissenschaftlichen Datenbanken mit den Suchbegriffen Onlineberatung, Datenschutz und Datensicherheit durchgeführt. Die mittels einer unsystematischen Literaturrecherche in der Suchmaschine „Google" gesichtete deutschsprachige Literatur wurde analysiert und im Einzelfall um weitere Artikel im Literaturverzeichnis erweitert. Zusätzlich wurde die graue Literatur in die Suche mit einbezogen. Parallel dazu ist eine Handsuche in den Printmedien über Onlineberatung vorgenommen worden. Die erforderliche Fachliteratur wurde vor allem aus der Universitätsbibliothek Bochum bezogen.

2   Theoretische Grundlagen

In diesem Kapitel wird die theoretische Grundlage für die vorliegende Hausarbeit gelegt. Dabei werden für diese Arbeit relevante Begrifflichkeiten näher beschrieben.

2.1   E-Health

All das, was bereits in der realen Welt existiert, kann mit einem „E" versehen werden und kann in der virtuellen Welt vorkommen.[12] E-Health, E-Therapy und E-Coaching sind an dieser Stelle nur exemplarisch zu nennen. Der Begriff E-Health verbindet das Internet mit dem Gesundheitssektor. Es steht jedoch nicht nur für eine technische Weiterentwicklung, sondern auch für eine besondere Denkweise zu globalem Denken, um die Gesundheitsversorgung zu verbessern.[13] Eysenbach betont, dass das „E" nicht nur für „electronic" verstanden werden sollte, sondern ebenso für Efficienty, Enhancing quality, Evidence based, Empowerment, Education, Encouragement und mehr. E-Mental-Health (electronic mental health) ist als Teil der medizinweiten Entwicklung von E-Health-Angeboten zu

---

[12] Vgl. *Kühne, S., Hintenberger, G.,* Handbuch Online-Beratung, 2011, S.16.
[13] Vgl. *Stetina, B., Kryspin-Exner, I.,* Gesundheit und neue Medien, 2009, S.10.

verstehen, die auch als Tele- oder Cybermedizin bezeichnet wird. In der psychotherapeutischen Versorgung wird die Anwendung von Informations- und Kommunikationstechnologie zur Prävention und Behandlung psychischer Störungen verstanden.[14] Zusammenfassend für alle psychologischen Dienste, von der Psychoedukation bis hin zur Psychotherapie, die online angeboten werden, kann auch der Begriff „Behavorial eHealth" benutzt werden.[15]

2.2 Onlineberatung

Eine einheitliche Nutzung, bzw. Schreibweise der Onlineberatung existiert nicht. Als Verwandte Begriffe sind hierzu vor allem Cyberberatung, Offlineberatung, web Beratung, virtuelle, digitale und mediale Beratung zu nennen. „Online-Beratung präsentiert sich Ratsuchenden als alternativer und erweiterter Zugang zu Beratungsleistungen, verbunden mit einem Medienwechsel: von der unmittelbaren Interaktion zu einer tele-medial vermittelten Kommunikation zwischen räumlich Abwesenden. Überbrückt wird die räumliche Distanz durch den Einsatz digitaler Kommunikationsmedien."[16] Onlineberatung wird hier als Setting definiert. E-Coaching beschreibt ein Coaching unter Nutzung moderner elektronischer Medien.[17] Hier liegt der Fokus auf den elektronischen Medien. Alternativ hierzu können auch die Präfixe „Cyber", „Online" oder „Tele" eingesetzt werden. Zusätzlich lassen sich weitere unterschiedliche Präsentationsformen unterteilen. Es darf mit allen Schulmethoden online gearbeitet werden, insofern ausreichende Kompetenzen für die Umsetzung der Onlineberatung vorliegen. Exemplarisch wird in der folgenden Abbildung auf die Formen der E-Mail-Beratung näher eingegangen.[18]

---

[14] Vgl. *https://www.researchgate.net/profile/Andreas-Maercker/publication/282129032_Personalized_Internet-based_treatment_services_for_posttraumatic_stress_disorder/links/56142a9408ae4ce3cc638c65/Personalized-Internet-based-treatment-services-for-posttraumatic-stress-disorder.pdf,* Zugriff am 28.08.2021
[15] Vgl. *Stetina, B., Kryspin-Exner ,I.,* Gesundheit und neue Medien, 2009, S.10.
[16]*https://dg-onlineberatung.de/definition-ob/,* Zugriff am 29.08.2021
[17]Vgl. *Heller, J., et al.,* Digitale Medien im Coaching, 2018, S.16.
[18] Vgl. *Weinhardt, M.,* E-Mail-Beratung, 2009, S.178.

Abbildung 1: Drei Formen von E-Mail-Beratung

	Informieren	Stabilisieren	Begleiten
	Beratungen, die vor allem darauf abzielen, ein Informationsdefizit zu beheben. Defizite entstehen vor allem in tabuisierten Bereichen oder in Lebensbezügen, die schnelles Handeln erforderlich machen. Bsp.: Sexualberatung (ungewollte Schwangerschaft, Fragen zu Verhütungsmitteln, AIDS-Beratung). In der Regel zeitlich sehr eng umgrenzte Beratungen, häufig Einmalkontakte.	Beratungen, in denen ein akutes Krisengeschehen thematisiert wird, das schnell und/oder unvorhergesehen eingetreten ist (Beispiel: akute suizidale Krisen, Trennung, Tod eines Nahestehenden). Wichtigstes Ziel ist eine schnelle Erreichbarkeit der Hilfe und eine – zumindest vorübergehende - Stabilisierung der Klienten, u.U. auch durch gezielten Verweis auf andere Unterstützungsmöglichkeiten. In der Regel zeitlich umgrenzte (3-5) Kontakte.	Beratungen, in denen es um die längerfristige Begleitung von Menschen geht, die unter dauerhaft erschwerten Bedingungen leben. Dies können individuelle Einschränkungen (psychische/körperliche Erkrankungen) oder belastende äußere Lebensumstände sein (Beispiel: Borderline-Störung). Kennzeichen sind lange Dauer (Monate, Jahre) mit konstant hohem Mail-Aufkommen (10-70 Kontakte).
Anonymität	Notwendige Bedingung, um tabuisierte Themen zu verhandeln	Zum einen notwendige Bedingung, bisweilen jedoch Belastung für Berater, da bei Eigen- oder Fremdgefährdung keine weitere Intervention möglich, hier vor allem das Fehlen der Kopräsenz bedeutsam.	Ermöglicht in der medialen Paradoxie zwischen empfundener Nähe und tatsächlicher Distanz als tiefgehend erlebte Beziehungen. Bei schwer beeinträchtigten Klienten bisweilen einzig möglicher Sozialkontakt, der modellhafte Beziehungserfahrung ermöglicht. Mitunter auch kreativer Umgang: Sich als jemand anderes ausgeben/Spiel mit der eigenen Identität/kreatives Aufgreifen von medialen Inszenierungen
Niedrigschwelligkeit	Vor allem im Sinne unkomplizierter und rascher, aus dem Lebensalltag heraus darstellbarer Erreichbarkeit	Vor allem im Sinne unkomplizierter und rascher, aus dem Lebensalltag heraus darstellbarer Erreichbarkeit	or allem im Sinne eines leicht in die Lebenswelt integrierbaren Zugangs, es werden dauerhafte Kontakte mit wenig Aufwand möglich, v.a. da Nutzer häufig stark internetorientiert sind.
temporale Aspekte	Bisweilen problematisch, erfordert sorgfältigen Umgang und Abschätzung auf Beraterseite, mitunter institutionalisierte Lösungen (Vorabsichtung).Komplexe Probleme lassen sich unter Zuhilfenahme kollegialer Beratung oder Literaturrecherche lösen.Bearbeitungszeit eines Falles häufig kürzer als Face-to-Face.	Mitunter problematisch bei Handlungsdruck, ermöglicht jedoch gezielt überlegte Interventionen auch in zugespitzten Situationen. Bisweilen institutionalisierte Lösungen (Vorabsichtung).Um den subjektiv empfundenen zeitlichen Geschwindigkeitszuwachs auf Nutzerseite zuverlässig (Krisenintervention!) zu erfüllen, bedarf es einer aufwendigen Logistik.	Häufig kreativ von Beratern und Klienten genutzt, Absprache fester Antwortzeiten Teil der „verlässlichen Beziehung". Trotz Nutzung eines „schnellen Mediums" langsame (max. eine Mail pro Woche) und kontrollierte Kontaktfrequenz.Bearbeitung eines Falles ähnlich lang, mitunter länger als Face-to-Face.
Klientenautonomie	Maximale Kontrolle in der Preisgabe schambesetzter/tabuisierter Themen	Ermöglicht Hilfe ohne Kontrolle bei Fremd-/Eigengefährdung oder juristisch schwierigen Anfragen.	Ermöglicht das leichte Einbringen eigener Wünsche bezüglich Art, Dauer und Frequenz (Modellcharakter). Beziehung kann ohne negative Konsequenzen beendet, ausgesetzt oder wiederaufgenommen werden.
Methodik	unspezifisch, Fokus: schnelle Informationsweitergabe	lösungsorientiert-pragmatisch, Beachtung des Zeitversatzes bei Handlungsdruck	hoch reflexiv angelegt, Thematisierung virtueller und realer Bezüge, biographisch-entschlüsselnd

Quelle: *Weinhardt, M.*, E-Mail-Beratung, 2009, S.185.

Abseits der textbasierten Form der Beratung gibt es die Variante der audio-visuellen Kanäle, beispielhaft die Videoberatung. Onlineberatung lässt sich ergänzen durch die virtuelle Realität der Beratung und Therapie. Virtual-Reality-Brillen (VR-Brillen) werden bereits schon heute in der Angstbehandlung eingesetzt.[19] Ein Projekt der Robert-Enke-Stiftung soll mit Hilfe von Virtual-Reality über Depressionen aufklären und so einen Einblick in das Erleben von Betroffenen schildern.[20] In einer virtuellen Welt kann eine neue Form von Beratung stattfinden, mit Hilfe von Avataren.[21] Berater und Therapeuten werden zukünftig als Hologramm für Klienten, frei in ihrem Raum visualisieren zu sein und ohne Computer sichtbar werden können.[22] Als weitere Entwicklungsmöglichkeit sind „Serious Games" zu nennen, die besonders zur Verarbeitung traumatischer Erlebnisse in der Zielgruppe Jugendlicher eingesetzt werden.[23] Zusammenfassend ist feszuhalten, dass sich nicht nur die Anwendung neuer Medien in die psychosoziale Beratung integrieren lassen, sondern diese auch ein hohes Potential neuer innovativer Ansätze ermöglicht.

3 Darstellung der Ergebnisse

Im Folgenden wird das Datenschutzmanagement in der Onlineberatung zusammenfassend beschrieben.

3.1 Grundprinzipien des Datenschutzes

Beim Datenschutz geht es um den Schutz der Privatheit von individuellen Menschen.[24] Es handelt sich hier um das grundgesetzlich verbürgte Recht auf informationelle Selbstbestimmung. Im Gegensatz zur Datensicherheit lässt sich Datenschutz ethisch begründen.[25] Datenschutz benötigt jedoch die Datensicherheit zum Schutz der Daten von Personen vor unberechtem Zugriff. Vor allem spielt die Datenschutzregelungen bei Berufen

---

[19] Vgl. *https://www.aerzteblatt.de/nachrichten/109008/Angsttherapie-in-der-virtuellen-Realitaet,* Zugriff am 27.08.2021.

[20] Vgl. *https://robert-enke-stiftung.de/portfolio-items/impression-depression-eine-virtual-reality-erfahrung-der-robert-enke-stiftung?portfolioCats=7,* Zugriff am 27.08.2021.

[21] Vgl. Geißler, H., Metz, M., E-Coaching und Online-Beratung, 2012, S.121ff.

[22] Vgl. *https://fachforum-onlineberatung.de/wp-content/uploads/2019/09/03_fachforum_2019_hintenberger.pdf,* Zugriff am 27.08.2021.

[23] Vgl. *https://www.researchgate.net/profile/Andreas-Maercker/publication/282129032_Personalized_Internet-based_treatment_services_for_posttraumatic_stress_disorder/links/56142a9408ae4ce3cc638c65/Personalized-Internet-based-treatment-services-for-posttraumatic-stress-disorder.pdf,* Zugriff am 27.08.2021.

[24] Vgl. *https://www.ldi.nrw.de/mainmenu_Datenschutz/index.php,* Zugriff am 28.08.2021.

[25] Vgl. *Bauer, S., Kordy, H.,* E-mental-Health-Neue Medien in der psychosozialen Versorgung, 2008, S.28.

mit einem hohen Maß an Vertrauen eine bedeutsame Rolle. Als mit einer der ältesten bekannte Datenschutznorm ist die ärztliche Schweigepflicht zu nennen. Hinzukommend sind zur Wahrung sensibler Daten berufsrechtliche als auch gesetzliche Regelungen zu nennen. Die folgende Abbildung zeigt einen Überblick relevanter Rechte, die im Zusammenhang mit Vertraulichkeit und Datenschutz in der Onlineberatung stehen.

Abbildung 2: Überblick relevanter Gesetzestexte

Anm. der Red.: Die Abb. wurde aus urheberrechtlichen Gründen entfernt.

Quelle: *http://www.vertraulichkeit-datenschutz-beratung.de/gesetzestexte.htm,* Zugriff am 29.08.2021

Wenn vertrauliche Informationen in schriftlicher Form vorliegen, bedarf es der Notwendigkeit eines Schutzkonzeptes der Daten, beispielsweise durch die Aufbewahrung in einem Aktenschrank. Liegen die Daten vom Geheimnisträger getrennt vor, besteht die Gefahr, dass die Daten entwendet werden oder gar unbemerkt vervielfältigt werden könnten. Liegen Daten in elektronischer Form vor, erhöht sich das Risiko, dass diese unbefugt gesichtet werden können. Die größte Gefährdung stellt das Internet dar, denn ohne effektive Schutzmechanismen besteht die Möglichkeit auf die Inhalte von fremden Computern zuzugreifen. Da es in der Beratung um vertrauliche und persönliche Inhalte gehen kann, ist hier ein erhöhter Schutzbedarf der Daten anzuerkennen. Eine Verschlüsselung der Beratungskommunikation zum Schutz vertraulicher Daten ist zwingend notwendig. Technisch gesehen gibt es neben der Anwendung von Passwörtern die Verwendung von einer Firewall, Virenschutzprogramme, Signaturen zur Erhöhung der Datensicherheit. Die Psychotherapeutenkammer Nordrhein-Westfalen (PTK-NRW) bietet Handlungsempfehlungen zur IT-Sicherheit.[26]

3.2 Verantwortlichkeit des Datenschutzes

Die Verantwortung für eine datensichere Kommunikation obliegt dem Anbieter. Die von der Deutschsprachigen Gesellschaft für psychosoziale Onlineberatung (DGOB) veröffentlichte Datenschutz-FAQ, in dem häufige Fragen im Zusammenhang mit vertraulicher Kommunikation mit Ratsuchenden unter Anwendung von Digitalmedien gestellt werden, sind im Anhang einlesbar.[27] In einer größeren Organisation ist ein Datenschutzbeauftragter notwendig, um den dynamischen und komplexen Anforderungen der Technologie gerecht werden zu können.

---

[26] Vgl. *https://www.ptk-nrw.de/themenschwerpunkte/digitale-agenda,* Zugriff am 29.08.2021
[27] *http://www.vertraulichkeit-datenschutz-beratung.de/gesetzestexte.htm,* Zugriff am 29.08.2021

4 Diskussion

Beratungsangebote online unterliegen ebenso wie offline Beratungsangebote gesetzlichen Bestimmungen. Grundsätzlich gelten die gesetzlichen Vorgaben des Datenschutzgesetztes in Bezug auf die Rechtsmäßigkeit der Datenerhebung und Datensicherheit. Grundsätzlich lässt sich sagen, wenn digitale Medien in der Beratung zum Einsatz kommen, sind technische Kenntnisse vorauszusetzen, um beurteilen zu können, ob die zum Einsatz kommende Technik datensichere Kommunikationswege impliziert. Ratsuchende müssen sich sicher sein könne, dass ihre anvertrauten Daten gewahrt werden. Nur durch den Einsatz von spezieller Software kann eine verschlüsselte und damit datensichere Kommunikation gewährleistet werden. Außerhalb gesicherter webbasierter Systeme, wie es zum Beispiel im E-Mail-Verkehr vorkommt, ist rechtlich nicht gestattet.[28] Es ist davon abzusehen ein privates Smartphone zu verwenden, da die Daten der Ratsuchenden ungeschützt auf dem Gerät gespeichert werden, wenn bestimmte Apps für den privaten Gebrauch heruntergeladen worden sind. Insofern gilt die Nutzung eines für die Beratung vorgesehenen Geräts, welches darüber hinaus mit einem sicheren Passwort geschützt wird, um den Zugriff von Dritten zu sperren. So ist exemplarisch zu Beginn der Beratung zu klären, in welcher Situation sich befunden wird, ggf. wer noch mit anwesend ist oder ob weitere Personen mithören können.[29] Die Datenübertragung im Internet birgt immer Risiken zur Wahrung sensibler Inhalte. Zum Schutz der Ratsuchenden wird das berufsethische Handeln, auch in Bezug zur Digitalisierung, vorausgesetzt. Vor allem darf jedoch des fachlichen Terminus, neben der Anwendung von technisch-organisatorischen Maßnahmen in der Onlineberatung, nicht an Qualität verlieren.

---

[28] Vgl. *https://dg-onlineberatung.de/standards/*, Zugriff am 29.08.2021
[29] Vgl. *Hartmann-Strauss, S.,* Videotherapie und Videosupervision, 2020, S.60.

5   Fazit und Ausblick

Vor dem Hintergrund der aktuell stattfindenden Coronakrise haben sich neue digitale Wege für die Beratung entwickelt, die durchaus zukünftig in der Beratung einzusetzen sind. Anstelle der scheinbar unbegrenzten technischen Möglichkeiten sollte jedoch die Priorität auf der Sicherheit der personenbezogenen Daten liegen. Zu beachten ist dabei, zu welcher Berufsgruppe man selbst gehört, welche rechtlichen Vorgaben erfüllt werden müssen, welche Dienstleistung erbracht und welche Zielgruppe angesprochen werden soll. Darüber hinaus gilt zu klären, wie viel investiert werden kann und soll. Zahlreiche Leistungen zur Digitalisierung können gefördert und unterstützt werden. Im Rahmen der Qualitätssicherung sind vor allem eine gute technische Ausstattung und eine ausreichende Qualifikation von Beschäftigten zum sicheren Umgang mit neuen Medien Vorausset- zung. Diese beinhalten die Kenntnisse der aktuellen gesetzlichen und technischen Rah- menbedingungen. Nur durch das Bewusstsein für die Gefahren und Auswirkungen von Cyberkriminalität können Vorkehrungen getroffen und Hackerangriffe vermieden wer- den. Der Schutz der Privatsphäre von Menschen kann in der Praxis nur realisiert werden, indem auch die Daten gesichert werden. Ebenso liegt der Auftrag gegenüber dem Ratsu- chenden darin, Medienbildung und -erziehung zu betreiben. Es gilt darüber aufzuklären und zu informieren, welche Kommunikationswege sicher sind. Die Entscheidung, mit welchem Medium beraten wird, entscheidet der Ratsuchende selbst. Die Erweiterung der onlinebedingten Interventionen ist in Zukunft unabänderlich. Moderne Informationstech- nologien und Datenschutz müssen miteinander verbunden werden. Denn jede Sicherheits- lücke stellt ein Risiko für die gesundheitliche Integrität der zu Behandelnden dar. Daten- schutz ist daher die Grundlage einer professionellen Onlineberatung. Zum Schluss muss betont werden, dass E-Mental-Health zu keinerlei Gefährdung des Klienten führen darf. Das Sicherheitsmanagement steht an erster Stelle.

Literaturverzeichnis

Aerzteblatt (2020): Angsttherapie in der virtuellen Realität, in URL: https://www.aerzteblatt.de/nachrichten/109008/Angsttherapie-in-der-virtuellen-Realitaet, abgerufen am 27.08.2021 um 17:00 Uhr

Arzt-Wirtschaft (2021): Dies ist ein Überfall: Angriff auf die Praxis-IT durch Hacker, in URL: https://www.arzt-wirtschaft.de/digital-health/angriff-auf-praxis-it-durch-hacker/, abgerufen am 28.08.2016 um 18:30 Uhr.

Bauer, Stephanie; Kordy, Hans (2008): E-Mental-Health- Neue Medien in der psychosozialen Versorgung, Heidelberg: Springer Medizin Verlag, 2008

Bundesministerium für Wirtschaft und Energie (2021): "Digital Jetzt"-Neue Förderung für die Digitalisierung des Mittelstands, in URL: https://www.bmwi.de/Redaktion/DE/Dossier/digital-jetzt.html, abgerufen am 24.08.2016 um 18:15 Uhr.

Bundes Psychotherapeuten Kammer (2021): Digitale Agenda, in URL: https://www.ptk-nrw.de/themenschwerpunkte/digitale-agenda, abgerufen am 29.08.2016 um 17:00 Uhr.

Destatis Statistisches Bundesamt (2019): Häufigste Internetaktivität: Informationssuche über Waren und Dienstleistungen, in URL: https://www.aerzteblatt.de/nachrichten/109008/Angsttherapie-in-der-virtuellen-Realitaet, abgerufen am 22.08.2021 um 23:00 Uhr

Deutschsprachige Gesellschaft für psychosoziale Onlineberatung (2020): Definition Online-Beratung, in URL: https://dg-onlineberatung.de/definition-ob/, abgerufen am 29.08.2016 um 20:00 Uhr.

Deutschsprachige Gesellschaft für psychosoziale Onlineberatung (2018): Technischfachliche Standards der DGOB, in URL: https://dg-onlineberatung.de/standards/, abgerufen am 29.08.2016 um 19:30 Uhr.

Deutschsprachige Gesellschaft für psychosoziale Onlineberatung (2020): DGOB: Datenschutz-FAQs 2020, in URL: https://dg-onlineberatung.de/wp-content/uploads/2020/04/DGOB-FAQ-komplett.pdf, angerufen am 30.08.2021 um 20:00 Uhr.

Deutsche Gesellschaft für Systemische Therapie, Beratung und Familientherapie e.V. (2020) Corona-Pandemie: Zwischenruf, in URL: https://www.dgsf.org/aktuell/news/corona-pandemie-zwischenruf-der-dgsf-fachgruppe-pflege, abgerufen am 20.08.2016 um 16:00 Uhr.

Eichenberg, Christiane; Ott, Ralf (2012). Klinisch-psychologische Intervention im Internet, in URL: https://www.researchgate.net/profile/Christiane-Eichenberg-2/publication/226212144_Klinisch-psychologische_Intervention_im_Internet/links/0046353bdb1d16dc00000000/Klinisch-psychologische-Intervention-im-Internet.pdf, abgerufen am 20.08.2017 um 12:00 Uhr.

Geißler, Harald; Metz Maren (2012): E-Coaching und Online-Beratung, Formate, Konzepte, Diskussionen, Wiesbaden: Springer VS Verlag für Sozialwissenschaften, 2012

Hartmann-Strauss, Susanna (2020): Videotherapie und Videosupervision, Praxishandbuch für Psychotherapie und Beratung online, Berlin: Springer-Verlag GmbH, 2020

Hautzinger, Martin; Fuhr, Kristina (2018): Kann die Online-Therapie die Psychotherapie sinnvoll ergänzen? Pro, in URL: https://link.springer.com/content/pdf/10.1007/s00115-017-0380-5.pdf, abgerufen am 27.08.2017 um 12:00 Uhr.

Heller, Jutta; Triebel, Claas; Hauser, Bernhard; Koch, Axel (2018): Digitale Medien im Coaching, Grundlagen und Praxiswissen zu Coaching-Plattformen und digitalen Coaching-Formaten, Berlin: Springer-Verlag, 2018

Hintenberger, Gerhard (2020): Interventionen als Spiegel der Zeit, in URL: https://fachforum-onlineberatung.de/wp-content/uploads/2019/09/03_fachforum_2019_hintenberger.pdf, abgerufen am 27.08.2017 um 22:00 Uhr.

Institut der deutschen Wirtschaft (2021): Sicherheitsrisiko Homeoffice: 52 Mrd.Euro Schaden in deutschen Unternehmen, in URL: https://www.iww.de/ce/homeoffice/iw-studie-sicherheitsrisiko-homeoffice-52-mrd-euro-schaden-in-deutschen-unternehmen-f140053, abgerufen am 27.08.2017 um 23:00 Uhr.

Knaevelsrud, Christine; Wagner, Birgit; Böttche, Maria (2016): Online-Therapie und -Beratung, Ein Praxisleitfaden zur onlinebasierten Behandlung psychischer Störungen, Göttingen: Hogrefe Verlag GmbH & Co KG, 2016

Kühne, Stefan; Hinterberger, Gerhard (2011): Handbuch Online-Beratung, Psychosoziale Beratung im Internet, Göttingen: Vandenhoeck & Ruprecht GmbH & Co KG., 2011

Landesbeauftragte für Datenschutz und Informationsfreiheit (2021): Datenschutz, in URL: https://www.ldi.nrw.de/mainmenu_Datenschutz/Inhalt/Datenschutz/Datenschutz.php, abgerufen am 27.08.2017 um 22:26 Uhr.

Maercker, Andreas; Hecker, Tobias; Heim, Eva (2015): Personalisierte Internet-Psychotherapie-Angebote für die posttraumatische Belastungsstörung, in URL: https://www.researchgate.net/profile/Andreas-Maercker/publication/282129032_Personalized_Internet-based_treatment_services_for_posttraumatic_stress_disorder/links/56142a9408ae4ce3cc638c65/Personalized-Internet-based-treatment-services-for-posttraumatic-stress-disorder.pdf, abgerufen am 27.08.2017 um 21:00 Uhr.

Psychotherapeutenkammer Nordrhein-Westfalen (2021): Themenschwerpunkte: Digitale Agenda, in URL: https://www.ptk-nrw.de/themenschwerpunkte/digitale-agenda, abgerufen am 29.08.2021 um 23:00 Uhr

Robert-Enke-Stiftung (2019): Impression Depression- Eine Virtual Reality-Erfahrung der Robert-Enke-Stiftung, in URL: https://robert-enke-stiftung.de/portfolio-items/impression-depression-eine-virtual-reality-erfahrung-der-robert-enke-stiftung?portfolioCats=7, abgerufen am 27.08.2016 um 22:00 Uhr.

Stetina, Birgit; Kryspin, Ilse (2009): Gesundheit und Neue Medien, Psychologische Aspekte der Interaktion mit Informations- und Kommunikationstechnologien, Wien: Springer Verlag, 2009

Weinhardt, Marc (2009): E-Mail-Beratung- Eine explorative Studie zu einer neuen Hilfeform in der Sozialen Arbeit, 1. Auflage, Wiesbaden: VS Verlag für Sozialwissenschaften, 2009

Wenzel, Joachim (2021): Portal und Netzwerk: Vertraulichkeit & Datenschutz in der Beratung, in URL: http://www.vertraulichkeit-datenschutz-beratung.de/gesetzestexte.htm, angerufen am 29.08.2021 um 19:00 Uhr

Anhang

DGOB: Datenschutz- FAQs 2020

Der Anhang wurde entfernt.

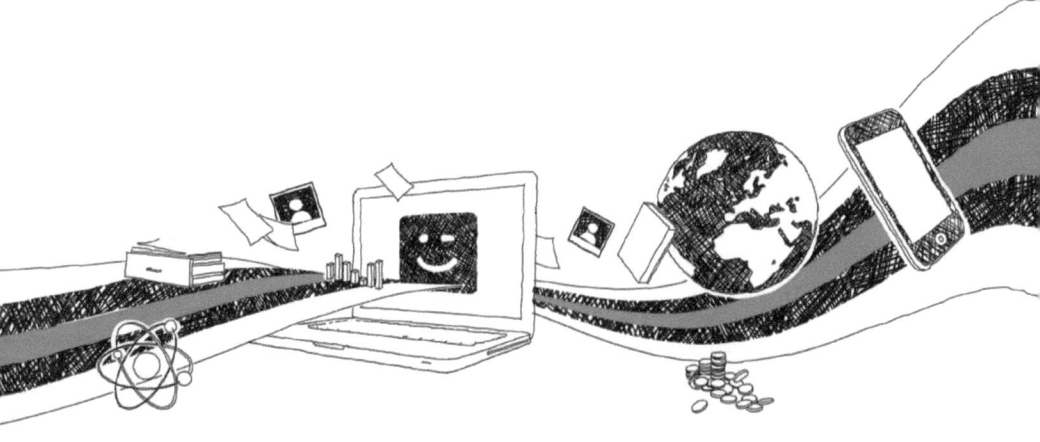
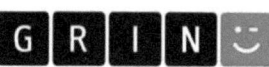